Wichtel lieben es gemütlich – dekoriere heute deine Wohnung mit Lichterketten, mach dir eine kleine

Kuschelecke

aus Kissen und Decken, hänge Tannenzweige auf und bringe so weihnachtlichen Glanz und Duft zu dir nach Hause.

2

Wundervolle Weihnachtszeit

Erinnere dich daran, wie oft du als Kind in der Adventszeit ins Staunen geraten bist … Hol dir den Zauber zurück, indem du kleine Weihnachtsmomente zelebrierst. Zünde eine Kerze an, nasche leckeres Gebäck und genieße die beleuchtete und geschmückte Umgebung.

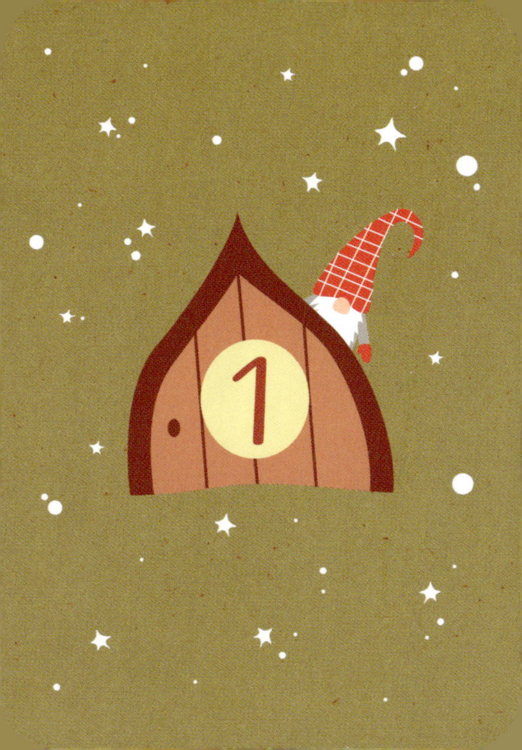
1

Dein Wichtelwunsch für heute:

GLAUBE AN WUNDER, LIEBE & GLÜCK!

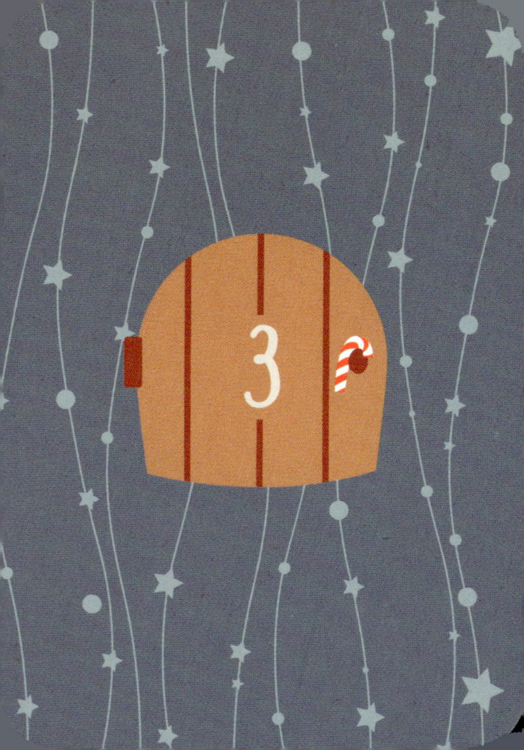
3

Dein Wichtel lädt dich ein,
einen kleinen

Winterspaziergang

zu machen.
Spüre warm eingepackt den
Wind, der deine Nase kitzelt,
die Schneeflocke, die sich auf
deine Hand setzt, und bestaune
die vielen Lichter, die Häuser
und Straßen schmücken.

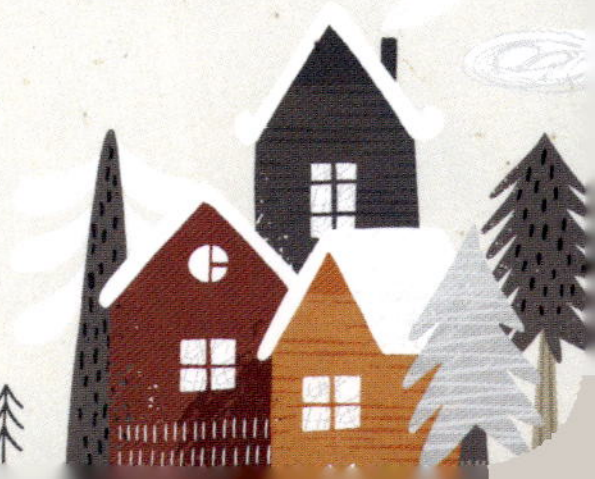

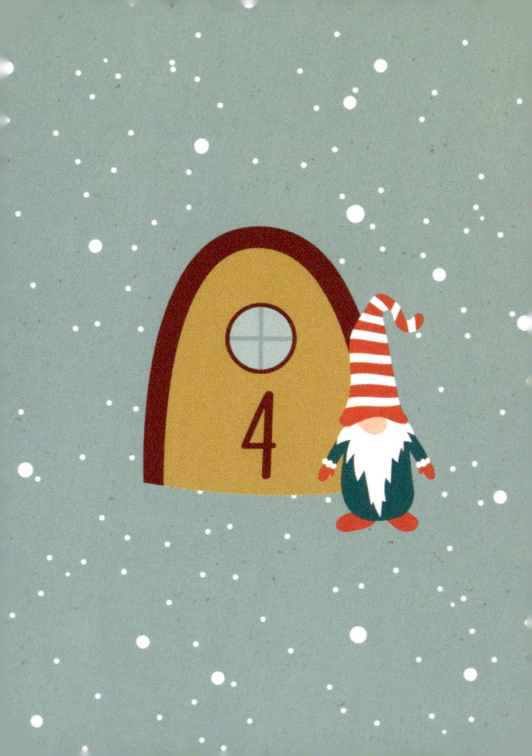
4

Heiße Schokolade

Verrühre 1 EL Kakaopulver mit 180 ml Milch und erwärme diese bei mittlerer Hitze. Um den Glücksmoment beim Trinken noch wundervoller zu machen, kannst du ein bisschen Sahne, Marshmallows oder Zimt auf deine Schokolade geben – garantiert ein himmlischer Genuss!

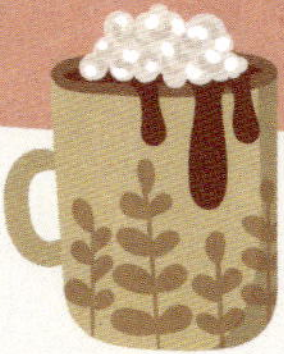

5

Stille Nacht ...

Der Wichtel hat dir heimlich den Stecker gezogen – Smartphone, Computer oder Fernseher bleiben heute Abend mal aus. Mit der ganzen Welt virtuell vernetzt zu sein, ist schön, aber noch schöner ist es, persönliche Beziehungen ganz analog zu pflegen – zum Beispiel mit einer guten Freundin oder einem guten Freund bei einem Tee und leckeren Plätzchen.

6

Dein Wichtelwunsch für heute:

DU MUSST NICHT ALLES AUF EINMAL MACHEN!

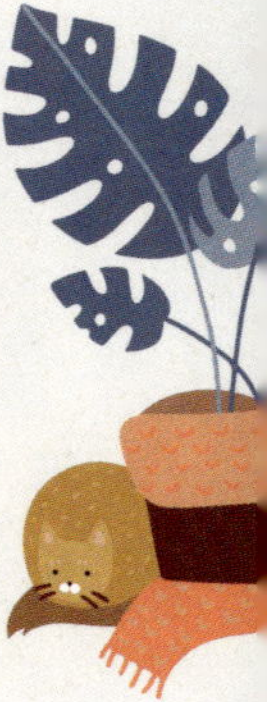

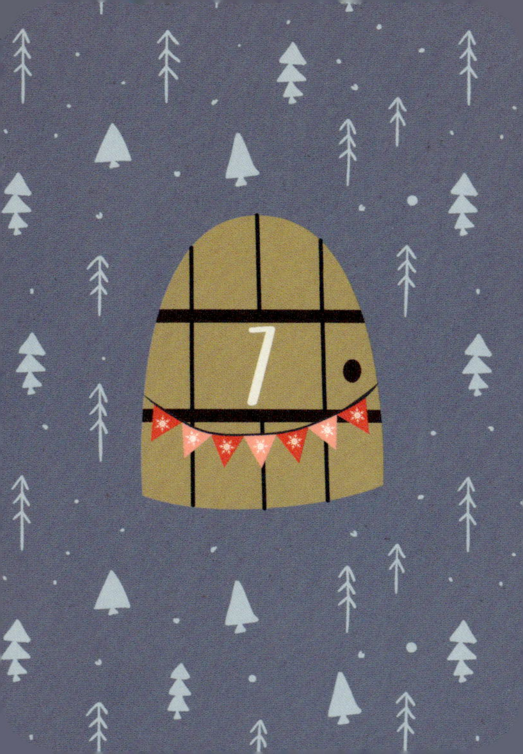
7

Oh, wie das duftet!

Dein Wichtel hat sich in eine Naschkatze verwandelt und hat Lust, ein leckeres Plätzchenrezept zu backen. Nimm dir heute doch eine kleine Auszeit und backe ein paar deiner Lieblingsplätzchen – am besten mit einem Lieblingsmenschen, das macht doppelt Spaß!

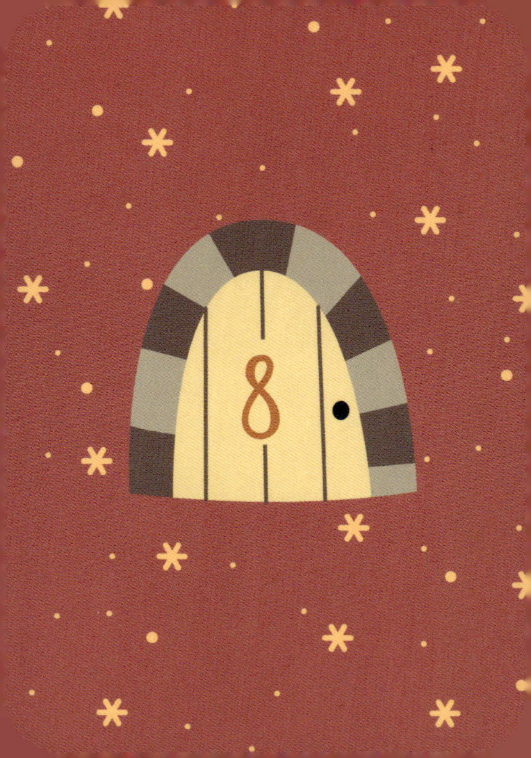
8

Weihnachtsfilme

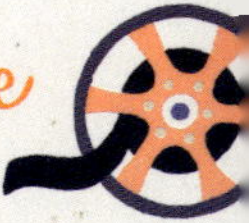

haben eine ganz besondere Magie und versetzen dich im Nu in die perfekte Weihnachtsstimmung. Mach es dir mit Punsch, Lebkuchen oder Popcorn gemütlich und lass dich von den Weihnachtsfilmen inspirieren.

Wie wäre es mit:

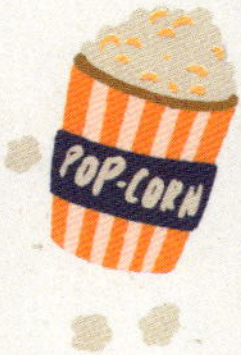

- Tatsächlich … Liebe
- Liebe braucht keine Ferien
- Alle Astrid Lindgren-Verfilmungen

9

Dein
Wichtelwunsch
für heute:

MAN BRAUCHT
NICHT VIEL,
UM GLÜCKLICH
ZU SEIN!

10

Heute ist dein persönlicher

»Tag der Kuschelsocken«.

Suche dir das bequemste, kuscheligste Paar raus, lege sie für ein paar Minuten auf die warme Heizung und genieße den magischen Wohlfühlmoment, wenn du sie anziehst.

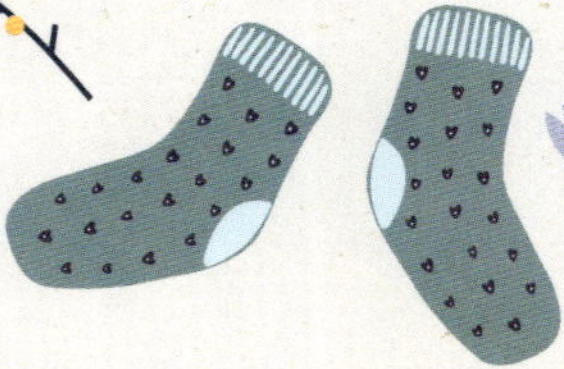

11

Kleine Schmöker-Auszeit

In der trubeligen Vorweihnachtszeit ist es besonders wichtig, sich kleine Lese-Auszeiten zu gönnen. Mach es dir heute doch mit einer schönen Geschichte in deinem Lieblingssessel bequem und tauche ab in eine andere Welt …

12

Wichtel sind sehr natur-
verbunden und freuen sich,
wenn du etwas auf die

Umwelt

achtest. Packe doch dieses
Jahr deine Geschenke etwas
kreativer und nachhaltiger ein:
Aus Collagen aus alten
Zeitschriften, Zeitungen oder
Bücherseiten lässt sich
tolles Geschenkpapier
zaubern.

13

Dein Wichtel hat sich für
heute freigenommen, tue es
ihm doch gleich. Nimm dir den

Tag frei,

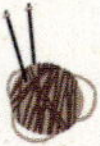

um Ruhe in die Weihnachtszeit
zu bringen. Mach einen
gemütlichen Einkaufsbummel,
einen ausgedehnten Spaziergang
in der Natur – oder mach einfach
mal nichts und verbringe
den ganzen Tag
nur für dich
zu Hause.
Du hast es dir
verdient!

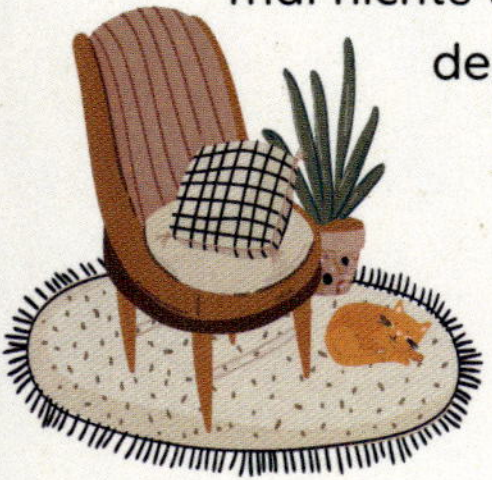

14

Dein Wichtelwunsch für heute:

SAMMLE KEINE DINGE, SONDERN UNVERGESSLICHE AUGENBLICKE.

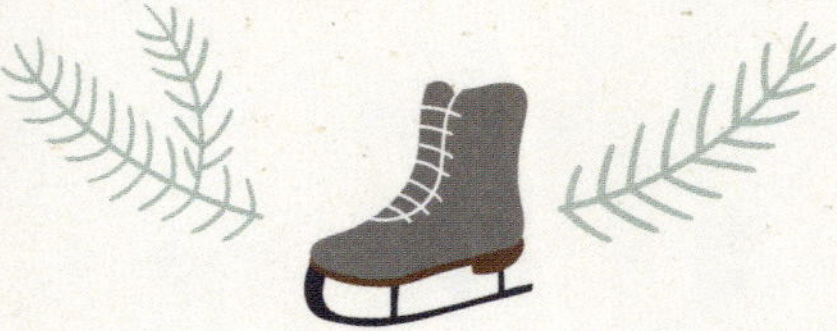

15

Gemeinsam mit lieben
Freunden lässt sich die
Adventszeit am besten genießen.
Lade deine Lieblingsmenschen
doch zu einem

Brunch

ein und verbringt gemeinsam
Zeit mit vielen kleinen
Leckereien, guter Laune und
tollen Gesprächen.

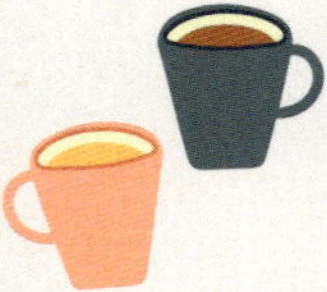

16

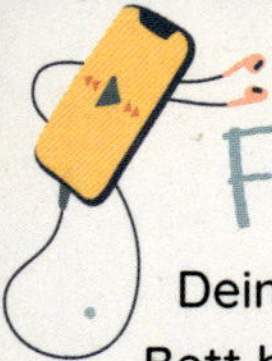

Faulenzer-Tag

Dein Wichtel mag heute im Bett bleiben, denn die ganzen Weihnachtsvorbereitungen machen ganz schön müde. Mach es genauso! Kuschle dich in deine Bettdecke ein, nimm ein schönes Buch oder höre etwas Lieblingsmusik und verbringe so viel Zeit in deinem Bett, wie du magst.

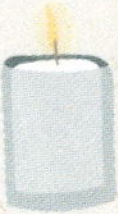

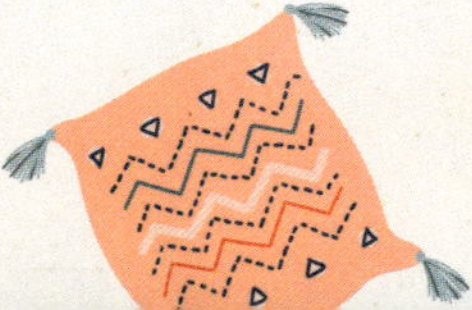

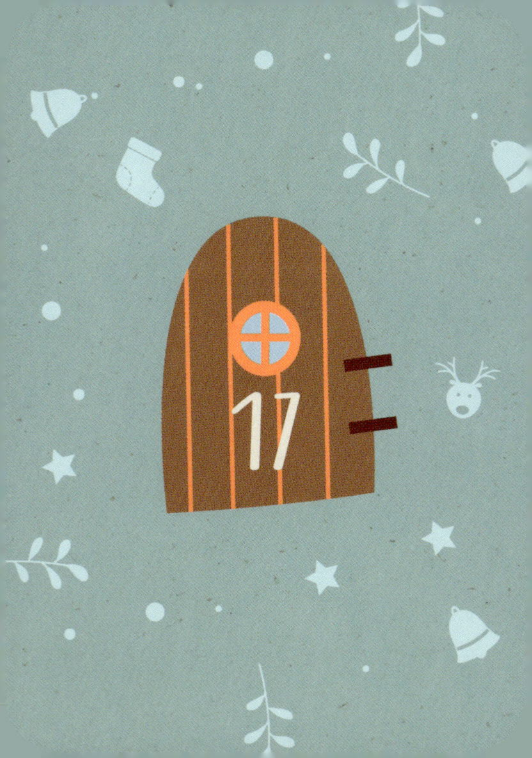
17

Kerzenschein

erwärmt das Herz und
sorgt gerade in der kalten
Jahreszeit für gemütliche
Wohlfühlmomente. Zünde
heute mal so viele Kerzen an,
wie du magst, und lass die
Atmosphäre auf dich wirken.

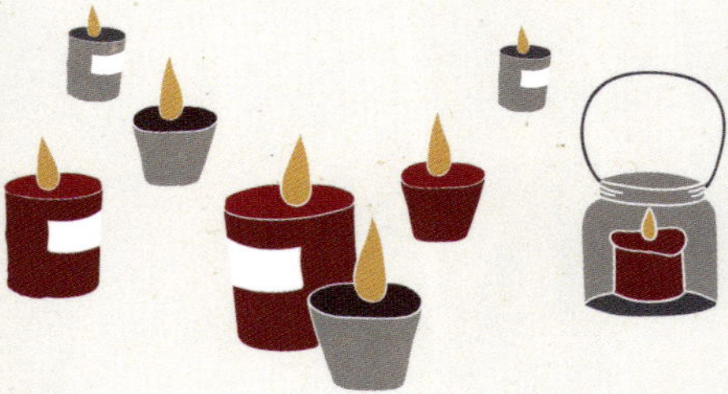

18

Dein
Wichtelwunsch
für heute:

FOLGE DEINEN
TRÄUMEN.
SIE KENNEN
DEN WEG.

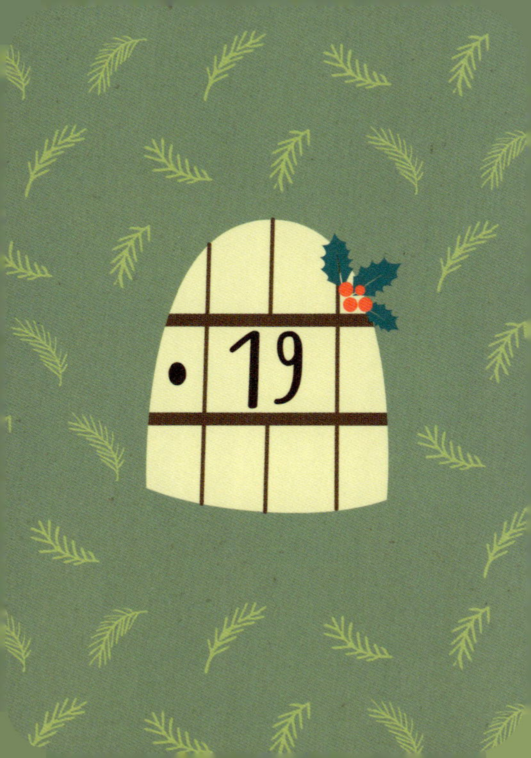
19

Morgenstund hat Gold im Mund

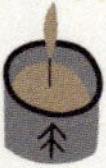

Wichtel sind Frühaufsteher. Wie wäre es, mal eine halbe Stunde früher aufzustehen und bei Kerzenschein und einer köstlichen Tasse Tee oder Kaffee ein Buch zu lesen, bevor die Welt erwacht? Und anstatt am gewohnten Tisch zu sitzen, mach es dir auf dem Sofa gemütlich.

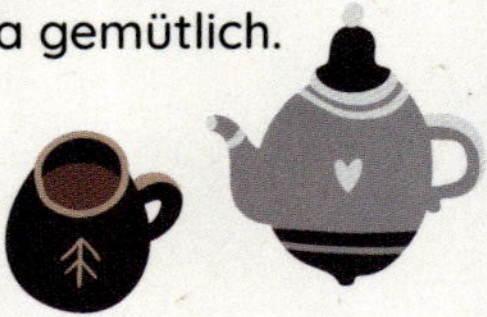

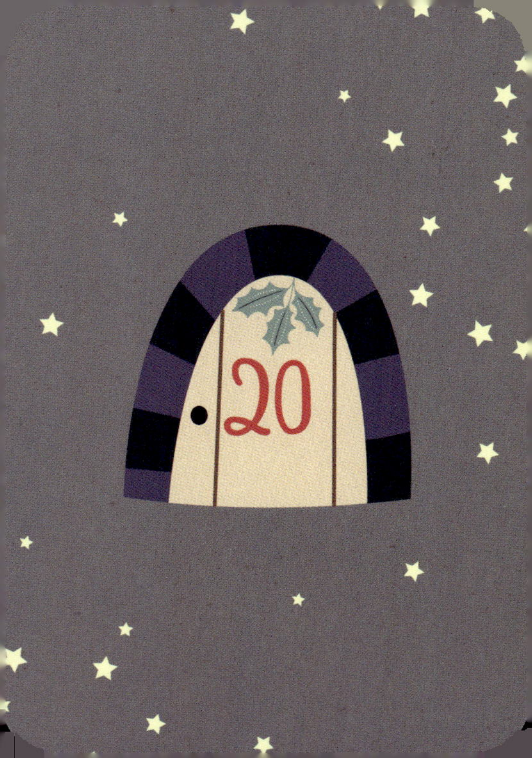
20

Was gibt es Schöneres,
als ein

heißes Schaumbad

an einem kalten Winterabend?
Nimm dir bewusst Zeit für dich
und genieße ein wohltuendes
Vollbad mit deinem Lieblingsduft
bei Kerzenschein und
entspannender Musik.
Tut Körper und
Seele gut und hilft
wunderbar, mal
abzuschalten.

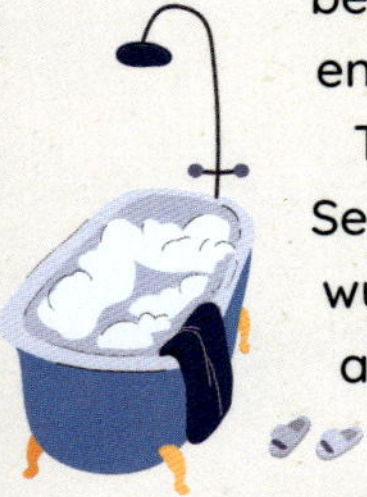

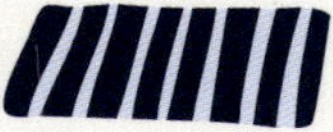

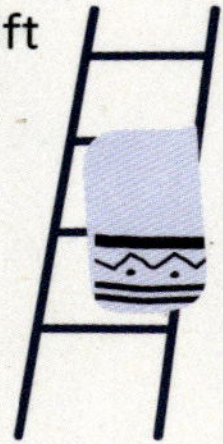

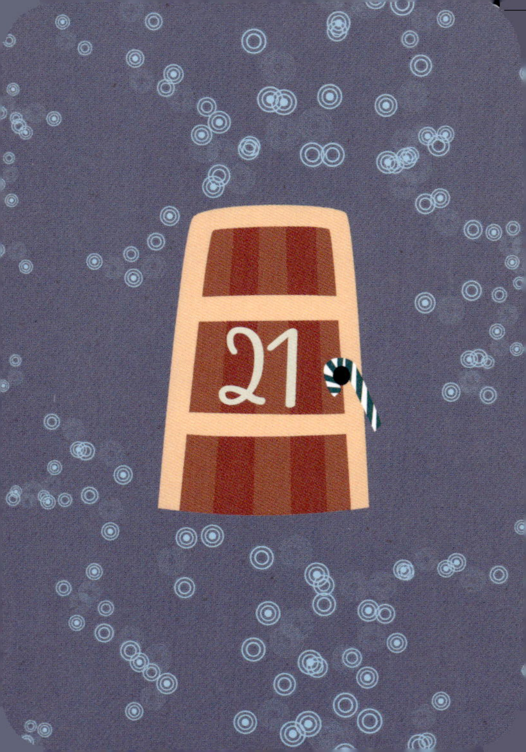
21

Die Adventszeit ist die Zeit der Dankbarkeit. Überlege, wer dir heute oder in der näheren Vergangenheit etwas Nettes getan hat, und sprich ihr oder ihm ein

Dankeschön

aus. Die Person freut sich bestimmt – und dich macht es auch glücklich!

22

Tea Time

Schenke dir heute eine besondere Auszeit, indem du dir eine große Tasse deines Lieblingstees machst. Setze dich damit an deinen Lieblingsort und nimm dir ganz bewusst Zeit, den Tee Schluck für Schluck zu genießen. Das entschleunigt und wärmt die Seele.

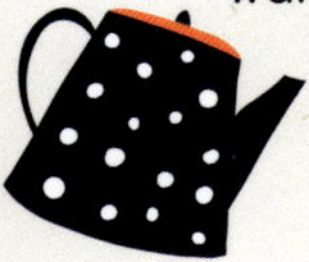

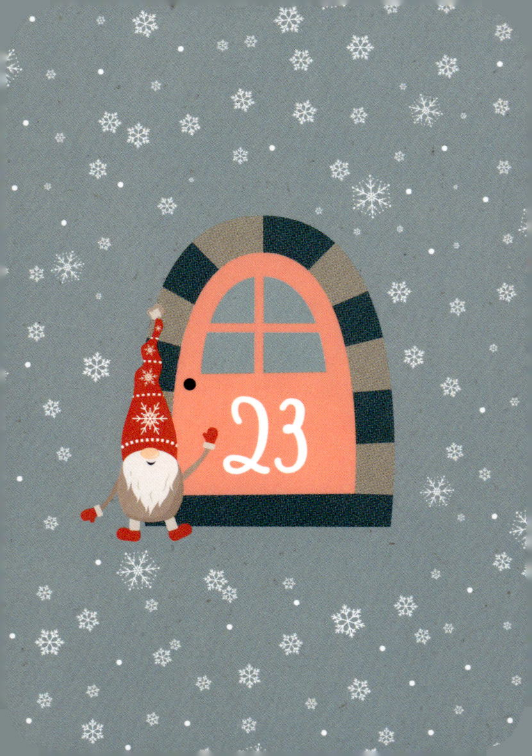
23

Das Warten hat ein Ende –
der Heilige Abend ist da.
An Weihnachten geht es darum,
zur Ruhe zu kommen und Zeit
miteinander zu verbringen. Ganz
ohne große Erwartungen.
Genieße all die Köstlichkeiten,
die auf dich warten, und die
Wärme in deinem Zuhause.

Hab ein
wunderschönes,
wichteliges
Weihnachtsfest!

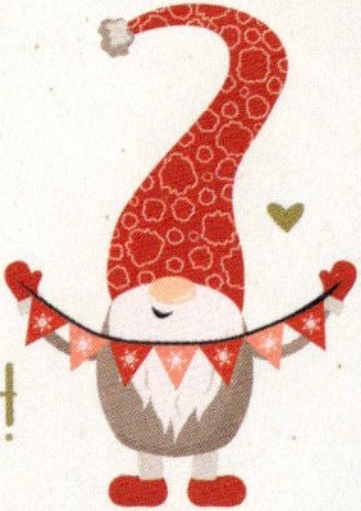

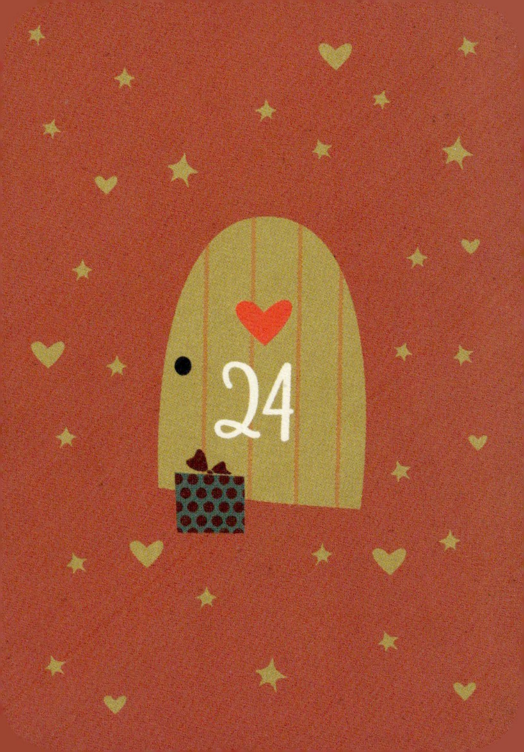
24

In der trubeligen Adventszeit
bringen kleine Weihnachts-
wichtel Wärme, Freude und
Entspannung zu dir nach
Hause. Sie kommen aus dem
hohen Norden und haben
die skandinavische Glücksformel
der Entschleunigung und des
Wohlfühlens im Gepäck.
Ziehe jeden Tag ein Kärtchen
und lass dich von der Magie
der liebenswerten
Geschöpfe inspirieren.

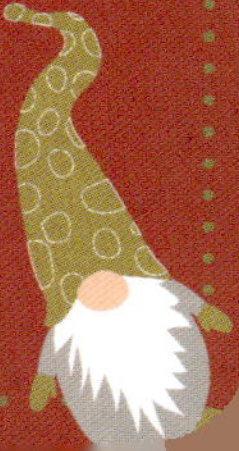

Cover: ESHKAnya / Shutterstock.com,
ArtKio / Shutterstock.com

Vignetten & Hintergründe Innenteil:
www.shutterstock.com: Antonov Maxim,
YANUSHEVSKAYA VICTORIA, ESHKAnya,
svetichstock, Keron art, Toltemara, IlyaJuliaB,
Nataliia Kucherenko, Ivan Baranov,
Nadezda Barkova, Rufina Saetgareeva, Vector_Hut,
tiny_selena, Una J, PCPartStudio, Anna Beatty,
Elan Graphics, Lana Sham, svetichstock,
Elena Khmelniuk, Alla_vector, GoodStudio,
viktor fesyuk, Favebrush, Limolida Design Studio,
Maaike Boot, Atelier_Agonda, Ruslana_Vasiukova,
PCPartStudio, Marish, CreativeJourney,
One Pixel Studio, krupenikova.olga, Nina_FOX,
s_maria, Merfin, Vector-M, Inna Moreva,
Sergio Lucci, lena_nikolaeva, ArtKio, cute_vector

Gestaltung Cover:
Grafisches Atelier, arsEdition GmbH

Gestaltung Innenteil: Andrea Janas

ISBN 978-3-8458-5124-2

www.arsedition.de

FSC www.fsc.org
MIX
Papier aus verantwortungsvollen Quellen
FSC® C020056